Extrait du BULLETIN MÉDICAL des 2 et 5 juin 1909

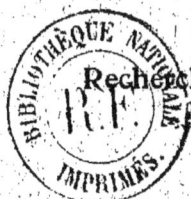

Recherches Expérimentales

SUR LE

MODE D'ACTION DES CURES D'ALTITUDE

PAR

M. G. KUSS

COMMUNICATION A LA SOCIÉTÉ MÉDICALE DES HOPITAUX

(Séance du 28 mai.)

PARIS

IMPRIMERIE TYPOGRAPHIQUE R. TANCRÈDE

15, rue de Verneuil, 15

1909

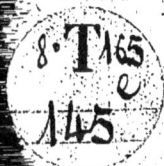

Extrait du BULLETIN MÉDICAL des 2 et 5 juin 1909

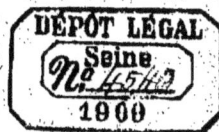

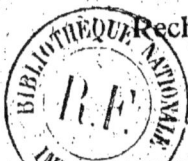

———

Recherches Expérimentales

SUR LE

MODE D'ACTION DES CURES D'ALTITUDE

PAR

M. G. KUSS

———

COMMUNICATION A LA SOCIÉTÉ MÉDICALE DES HÔPITAUX

(Séance du 28 mai.)

PARIS

IMPRIMERIE TYPOGRAPHIQUE R. TANCRÈDE

15, rue de Verneuil, 15

———

1909

MODE D'ACTION DES CURES D'ALTITUDE [1]

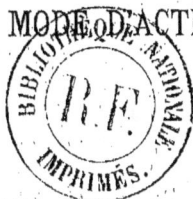

L'observation clinique a établi depuis longtemps l'action favorable que le séjour en haute montagne exerce sur beaucoup de sujets débilités, anémiés, languissants, asthéniques, sur des adolescents fragiles respirant mal, sur des convalescents de pleurésies, sur des victimes du surmenage ou du manque d'hygiène des grandes villes, sur des candidats à la tuberculose.

Mais la démonstration s'arrête là, et l'on se trouve en présence des incertitudes les plus flagrantes et d'étonnantes contradictions dès qu'on demande aux médecins de préciser les effets de la cure d'altitude dans telle maladie bien déterminée ou même d'analyser l'action élémentaire exercée par le climat de montagne sur les grandes fonctions de l'organisme. Il faut avouer, d'ailleurs, que les médecins qui pratiquent en haute montagne, manquant de termes de comparaison, ont une tendance très marquée à attribuer au climat d'altitude des actions favorables qui peuvent être obtenues, en plaine, tout aussi bien et tout aussi facilement.

Le climat de montagnes est-il, *du fait de la raréfaction de l'air*, un agent thérapeutique puissant doué de propriétés toutes spéciales ? — ou bien est-il, simplement, *du fait de ses autres conditions météorologiques*, un climat privilégié, qui a son utilité et ses indications, ni plus ni

---

[1] Communication à la Société médicale des hôpitaux, séance du 28 mai.

moins que tel climat de plaine, non moins privilégié? Pour répondre à ces questions, il faudrait au préalable être fixé sur ce que deviennent en altitude les échanges respiratoires, la ventilation pulmonaire, la capacité respiratoire, les échanges azotés, la composition chimique et la circulation du sang... Sur tous ces points, les recherches de science pure se sont multipliées depuis une vingtaine d'années, mais bien des inconnues subsistent encore.

Les faits que nous apportons ont été observés au Mont-Blanc aux altitudes respectives de 1050 et de 4350 mètres; M. le prof. Chauveau a bien voulu nous fournir les moyens d'effectuer ces recherches dispendieuses; M. J. Vallot nous a offert l'hospitalité dans le bel observatoire qu'il a édifié sur le rocher des Bosses, à peu de distance du sommet du Mont-Blanc; nous avons pu ainsi étudier les effets du climat de haute montagne chez sept sujets sains qui ont bien supporté des résidences de 3 à 10 jours à 4350 mètres; trois d'entre eux n'ont ressenti aucun malaise; les quatre autres ont eu des atteintes légères et transitoires de mal de montagnes; mais *tous sont restés en bonne santé*, s'alimentant convenablement et conservant un poids invariable.

Les recherches (1) ont porté essentiellement sur les questions suivantes :

1° Variations des échanges respiratoires ;

2° Modifications de la ventilation pulmonaire, des mouvements respiratoires et de la capacité pulmonaire ;

3° Tachycardie due à l'altitude ;

4° Variations du nombre des globules sanguins ;

5° Influence des inhalations d'oxygène et phénomènes d'acclimatement.

**

VARIATIONS DES ÉCHANGES RESPIRATOIRES

A. — En ce qui concerne les variations des échanges respiratoires AU REPOS, sous l'influence du climat de haute altitude, je n'ai qu'à rappeler la conclusion à laquelle je suis

---

(1) Ces recherches seront exposées d'une manière plus complète dans le tome VII des *Annales de l'Observatoire du Mont-Blanc*, publiées par M. J. Vallot.

arrivé, ces expériences ayant été publiées antérieure-
ment (1).

J'ai pu fournir la preuve que, contrairement aux affirma-
tions de la plupart des auteurs, *les combustions intra-
organiques mesurées par les échanges respiratoires ne
sont pas modifiées (toutes choses égales d'ailleurs) par un
séjour prolongé en haute montagne.* Même à l'altitude
considérable de 4850 mètres, elles ne subissent d'autres
variations que les variations habituelles observées en plaine
sur tous les sujets ; *a fortiori* en est-il de même dans les
stations d'altitude utilisées en thérapeutique.

Cette conclusion se trouve confirmée et complétée par
deux séries de recherches (*B* et *C*) encore inédites.

B. — Chez un des sujets, j'ai mesuré les coefficients respiratoires à l'Observatoire Vallot, une première fois à
9 heures du matin, une seconde fois à 6 heures du soir, *le
sujet ayant fait dans l'intervalle l'ascension du sommet,
et étant resté exposé toute la journée* (à jeun bien entendu)
*à toutes les influences excitantes du climat de haute mon-
tagne* : froid, vent, air ozoné, action prolongée de la radia-
tion solaire, particulièrement intense au sommet du Mont-
Blanc. Le sujet avait supporté cette épreuve sans aucune
fatigue, sans aucun malaise, et avait, au retour, une température normale (37°7). La deuxième détermination a été faite une
demi-heure après le retour à l'Observatoire Vallot. Le chiffre
d'oxygène consommé par minute, qui s'élevait le matin à
228 cm³, atteignait le soir 238 cm³ (2). Il serait difficile d'obtenir en plaine une concordance plus parfaite. L'atmosphère
« excitante » du sommet n'avait donc pas eu d'influence sur
les combustions intra-organiques.

C. — Chez quatre sujets j'ai étudié, à l'Observatoire
Vallot, les échanges respiratoires PENDANT UN TRAVAIL DE
COURTE DURÉE, exécuté à l'intérieur même de l'Observatoire

---

(1) Note présentée à l'Académie des sciences par M A. Chauveau,
le 24 juillet 1905. — Mémoire dans le Journ. de phys. et de path.
générale, nov. 1905.

(2) La figure 2 donne les tracés respiratoires de ces deux expériences comparatives ; on voit que ces tracés sont identiques.

dans des conditions rigoureusement semblables à celles des expériences de comparaison faites à Chamonix.

Dans deux expériences, le travail consistait à soulever, toutes les 5 secondes, avec le bras tirant sur une poulie, 8 kg. 415 à une hauteur de 50 centimètres ; ce travail était continué pendant 10 minutes, le sujet étant assis.

Dans trois expériences, le travail a été plus intense, mais de moindre durée (quatre minutes); le sujet, étant debout, se laissait tomber sur les talons, puis se relevait, exactement toutes les cinq secondes.

Or, dans le cas de ce travail modéré durant quatre minutes, comme dans le cas du travail faible durant dix minutes, *le travail musculaire n'a pas été plus onéreux en haute montagne; pour une même somme totale de travail la quantité d'oxygène consommée a été sensiblement la même à l'Observatoire Vallot et à Chamonix*; dans ces conditions expérimentales, nous n'avons pas retrouvé le fait, annoncé par N. Zuntz, que « le même travail à une altitude plus élevée nécessite une plus forte consommation d'oxygène. »

Nos expériences sont d'autant plus démonstratives que l'influence de l'altitude s'est exercée sur nos sujets avec une intensité aussi grande que possible ; les sujets ont été exposés au froid et à de brusques changements de température ; ils ont subi plusieurs tempêtes alternant avec des journées ensoleillées; ils ont supporté, sans phénomènes pathologiques, une altitude très élevée que beaucoup de personnes tolèrent difficilement; enfin, dans l'intervalle des expériences, ils ont fait de longues courses de glaciers; toutes les conditions se trouvaient donc réunies pour que l'action excitante du climat de haute montagne pût se manifester, si elle existait réellement.

En résumé, les résultats de nos expériences ne nous permettent pas d'accepter l'hypothèse de la « stimulation des échanges intra-organiques par le climat de haute montagne »; c'est à tort que les partisans des cures d'altitude persistent à invoquer cette hypothèse que les faits ne confirment pas.

MODIFICATIONS DE LA VENTILATION PULMONAIRE ET DES
MOUVEMENTS RESPIRATOIRES

Une opinion très répandue parmi les médecins est que l'altitude rend la respiration « plus facile »; il y aurait un « effet eupnéique, conséquence directe d'une ventilation plus active du poumon » : au repos l'inspiration serait plus profonde, l'expiration plus complète (?), et l'on verrait, par suite, les régions pulmonaires dont la respiration est insuffisante ou paresseuse reprendre rapidement leur fonctionnement normal; chez les tuberculeux on observerait, par le seul fait du séjour en altitude, le développement de la poitrine, l'augmentation du périmètre thoracique et de la capacité respiratoire. La raison de ces phénomènes, dit-on, c'est que, dans l'air raréfié, « il faut une capacité une absorption respiratoires plus grandes pour maintenir dans l'appareil pulmonaire la quantité d'air nécessaire à l'accomplissement régulier des opérations de l'hématose et de la nutrition en état de suractivité. Or, l'augmentation légère du nombre des inspirations, fût-elle constante, ne saurait amener ce résultat; il ne peut être produit que par une ampliation pulmonaire plus considérable ». Cette manière de voir est, à peu de chose près, celle qu'on trouve développée dans tous les ouvrages consacrés aux cures d'altitude. Examinons quel est son degré d'exactitude.

Tout d'abord, *en ce qui concerne l'augmentation de périmètre thoracique* trouvée chez les tuberculeux par des médecins de sanatoriums d'altitude, observons que cette constatation est dépourvue de toute valeur démonstrative. Souvent, en effet, nous avons vu nos malades d'Angicourt présenter, au bout de quelques semaines ou de quelques mois de traitement sanatorial, une augmentation manifeste du périmètre thoracique (abstraction faite de toute erreur due à l'engraissement), simplement sous l'influence de la cure de repos ; l'amélioration lésionale, déterminée par le repos, se traduit par une augmentation de l'élasticité pulmonaire, d'où résulte, secondairement, une augmentation du périmè-

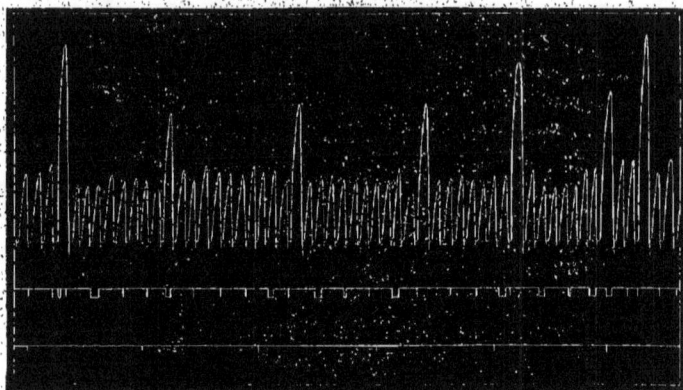

Fig. 1. — Sujet I. — Tracé respiratoire (1) en plaine, à comparer aux tracés de la fig. 2.

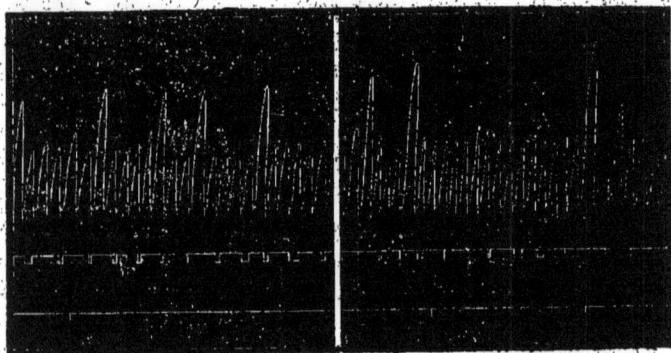

Fig. 2. — Sujet I. — Tracés respiratoires (1) à l'Observatoire Vallot, le matin, puis le soir, le sujet ayant fait dans l'intervalle l'ascension du sommet.

(1) Tous les tracés respiratoires ont été obtenus avec le spiromètre enregistreur de J. Tissot; la ligne inférieure indique les minutes, la deuxième ligne enregistre le nombre de litres expirés, le tracé respiratoire proprement dit donne, pour chaque expiration, une ligne ascensionnelle, dont l'amplitude est exactement proportionnelle au volume de l'expiration.

tre thoracique, indépendamment de toute action imputable à
l'altitude (1).

En ce qui concerne *l'augmentation de la ventilation
pulmonaire en altitude*, nous croyons utile, avant d'entrer
dans le détail des observations, de faire les remarques suivantes :

1° Chez les sujets au repos, l'augmentation de la ventilation pulmonaire *ne se produit pas nécessairement* sous
l'influence de l'altitude (sauf en cas de mal des montagnes).
Sans doute, l'accroissement du débit respiratoire et l'augmentation de volume des inspirations sont deux procédés
d'accommodation de l'organisme à l'air raréfié, mais ces
procédés n'ont pas l'importance prépondérante qu'on leur
attribue d'ordinaire ; ils n'entrent en jeu à coup sûr que si
l'anoxyhémie est très marquée, fait exceptionnel aux altitudes thérapeutiques ; à ces altitudes, ils dépendent surtout
de la sensibilité du sujet à l'action de l'air raréfié et font
souvent défaut. Même au sommet du Mont-Blanc, la ventilation pulmonaire peut conserver une valeur normale. Ainsi,
le sujet I avait, au Refuge Janssen (4806 mètres), un débit
respiratoire de 6460, peu différent de son débit habituel en
plaine, et les tracés de la figure 1 et de la figure 2 montrent que son type respiratoire, à l'observation Vallot, était
le même qu'à Angicourt.

Le sujet V, un de mes guides, a eu le même débit respiratoire à Chamonix et à l'observatoire Vallot.

2° Alors même que la ventilation pulmonaire augmente

---

(1) On sait que les Indiens des Hauts-Plateaux boliviens ont un thorax très ample; ce fait, qui avait frappé par son évidence les anciens
observateurs, a été contrôlé récemment au cours des travaux de la
mission Chervin. Les mensurations de M. J. Guillaume ont montré
que chez les Aymaras et chez les Quéchuas, qui vivent sur le plateau
des Andes, à l'altitude moyenne de 3700 à 4100 mètres, et qui, dans
cet air raréfié, ont une résistance à l'essoufflement tout à fait remarquable, le rapport du périmètre thoracique à la taille oscille généralement entre 51 et 57 % ; il est donc très élevé. Mais, « trois siè-
cles de séjour n'ayant point permis de constater un pareil développement du thorax chez les Européens qui se sont fixés dans ces régions,
(Jourdanet); ce résultat négatif porte à croire, dit M. Chervin, que
*l'ampleur thoracique observée chez les Indiens est la conséquence d'une
conformation de race* ».

en montagne, cette augmentation ne suffit pas, en général, à contrebalancer la raréfaction de l'air; en sorte que les *alvéoles pulmonaires renferment d'une manière habituelle, en haute montagne, un air plus confiné, plus vicié qu'en plaine*. Chez tous nos sujets, la proportion centésimale de CO_2 dans l'air intra-alvéolaire était, à l'Observatoire Vallot, sensiblement plus forte qu'à Angicourt.

L'augmentation du débit respiratoire est un procédé réactionnel d'adaptation si insuffisant et si imparfait que chez tous nos sujets, à 4350 mètres, la tension partielle de l'oxygène dans les alvéoles pulmonaires était *la moitié* environ de ce qu'elle est en plaine.

Pour lutter contre cette viciation plus grande de l'air intra-alvéolaire, la plupart des sujets sains présentent, en haute altitude, une tendance marquée, soit permanente, soit intermittente, à faire des inspirations plus profondes qu'en plaine. Mais il s'en faut de beaucoup que cette condition, favorable à l'aération du poumon, soit toujours réalisée. Assez souvent, une augmentation notable du débit existe en haute montagne, sans que les mouvements respiratoires soient plus amples; la figure 3 et surtout la figure 4 en fournissent des exemples typiques; la *ventilation exagérée constitue alors pour le poumon une fatigue supplémentaire*, plutôt désavantageuse, surtout si l'organe est le siège de lésions.

3° D'ailleurs, avant d'appliquer intégralement à des malades les résultats obtenus par l'étude de la ventilation pulmonaire chez l'homme sain, il serait, croyons-nous, nécessaire et prudent de *faire des recherches de contrôle dans les divers états morbides, notamment chez les tuberculeux*. On sait que dans la phtisie pulmonaire, le débit respiratoire est habituellement exagéré; nous avons fréquemment trouvé, chez nos tuberculeux d'Angicourt, des ventilations pulmonaires de huit, neuf, dix et onze litres, égales ou supérieures aux valeurs que nous avons observées couramment chez les sujets sains, à l'observatoire Vallot. Ces exagérations du débit respiratoire des tuberculeux s'accompagnent souvent d'une augmentation de l'amplitude des inspirations. Il ne semble pas que ces malades aient avantage à ce que, transportés en montagne, leur ventilation pulmonaire, déjà excessive, subisse encore une augmentation ! En tout cas, il serait fort intéressant de savoir ce que devient, en haute montagne, la ventilation pulmonaire des tuberculeux : c'est une question que les médecins de sanatoriums d'altitude ont négligé d'étudier.

Ces remarques préliminaires étant faites, passons en revue rapidement les résultats que nous avons obtenus, d'abord à l'état de repos, puis au cours du travail musculaire.

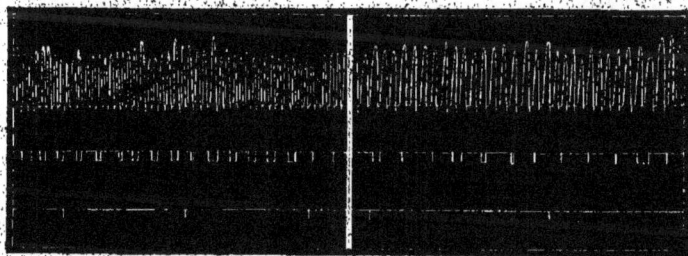

A Chamonix (débit : 6570)   A l'Observ. Vallot (débit : 7710)

Fig. 3. — Sujet VIII. — Tracés respiratoires au repos, à 1050 m. et à 4350 m.

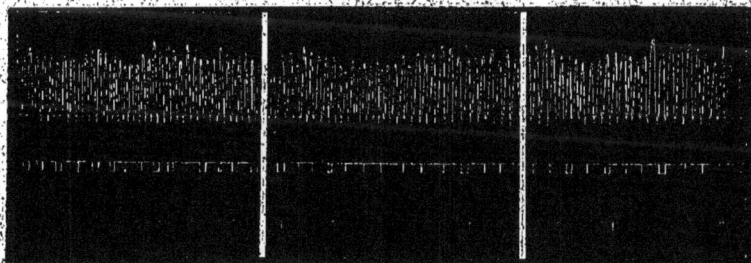

A Chamonix   A l'Observ. Vallot   A Anglagurt
Débit respir. = 8 l 100   Débit respir. = 14 l 400   Débit respir. = 6650

Fig. 4. — Sujet XI. — Tracés respiratoires au repos, en plaine et en montagne.

A. A L'ÉTAT DE REPOS. — Nos expériences sont résumées dans le tableau I.

On constate que, *à Chamonix* (altitude de 1050 mètres), le débit respiratoire apparent n'est, en général, modifié que d'une manière insignifiante; chez six sujets (I, II, III, IV, VIII, X), il a gardé sa valeur habituelle ou n'a augmenté que dans une proportion très faible.

Chez trois sujets (VI, VII, IX), le débit a augmenté dans une notable proportion (accroissement de 25 °/₀ et même de 44 °/₀). Chez le sujet VI, l'augmentation a été de très courte durée (deux ou trois jours), puis la ventilation a pris une valeur inférieure à celle qu'elle avait en plaine. Chez les deux autres sujets, l'augmentation a persisté pendant tout le temps du séjour.

A Chamonix, la fréquence de la respiration au repos est restée presque constamment la même qu'au niveau de la plaine; quand, par exception, elle était augmentée, il y avait en même temps augmentation du débit respiratoire.

A l'observatoire Vallot, la ventilation pulmonaire a été, chez tous les sujets, plus élevée qu'en plaine, avec, dans la majorité des cas (mais non pas constamment), une amplitude des respirations plus grande qu'à Angicourt.

Il arrive quelquefois que, dans ces hautes altitudes, la ventilation pulmonaire augmente progressivement au cours du séjour : c'est une particularité que j'ai observée sur trois sujets et que M. Vallot a également observée sur lui-même; elle paraît se produire surtout chez les personnes qui sont facilement accessibles au mal des montagnes, et traduit l'effort de l'organisme pour lutter contre l'anoxyhémie. Mais ce phénomène d'adaptation n'est pas constant, et d'ailleurs l'augmentation de ventilation pulmonaire peut manquer à 4350 mètres, sans qu'aucun trouble se produise.

Je signalerai enfin, que, dans les très hautes altitudes, la ventilation pulmonaire est moins fixe, moins stable qu'en plaine : on observe plus souvent qu'en plaine, sous l'influence

TABLEAU I. — *Variations de la ventilation pulmonaire, à jeun et au repos, sous l'influence du climat d'altitude.*

Sujets d'expérience	Lieu d'expérience	Débit respiratoire apparent à 36° et à la pression barométrique du lieu	Volume moyen des expirations
		LITRES	CM³
1 (52 kg)	Angicourt..	5.500 à 7.000	450 à 550
	Chamonix..	5.500 à 6.800	480 à 550
	Grds-Mulets	5.850	
	Obs. Vallot.	6.860 à 7.500	500 à 630
	Au sommet	6.460	510
II (71 kg)	Angicourt.,	9.100 à 9.500	630
	Chamonix,.	9.100 à 9.500	650
	Obs. Vallot.	9.300 à 10.900	650 à 990
III (56 kg)	Angicourt..	5.600 à 6.200	380 à 400
	Chamonix..	5.800 à 6.200	440 à 540
IV (45 kg)	Angicourt..,	5.000 à 6.000	290 à 330
	Chamonix,.	5.100 à 5.400	310 à 330
V (70 kg)	Chamonix..	10.700 à 11.000	
	Obs. Vallot.	10.970	
VI (61 kg)	Angicourt.	6.500	320 à 380
	Chamonix..	5.100 à 8.180	300 à 700
	Obs. Vallot.	6.800 à 10.300	350 à 700
	Au sommet.	8.600	570
VII (69 kg)	Angicourt..	7.300 à 7.500	500 à 580
	Chamonix,.	9.000 à 9.800	550 à 580
		10.000 à 11.000	750 à 830
	Obs. Vallot.	9.400 à 12.000	600 à 880
	Au sommet.	13.850	790
VIII (47 kg)	Angicourt..	5.800 à 5.900	300 à 320
	Chamonix;.	5.700 à 6.900	320 à 360
	Obs. Vallot.	7.700 à 8.670	310 à 410
IX (65 kg)	Angicourt..	6.650	507
	Chamonix..	7.550 à 8.950	390 à 530
	Obs. Vallot.	9.040 à 11.400	466 à 580
X (58 kg)	Angicourt..	6.060	457
	Chamonix..	6.070 à 6.380	450 à 490
	Obs. Vallot.	6.930 à 9.040	516 à 840

de causes insignifiantes, des augmentations passagères, parfois considérables, du débit respiratoire, qui tiennent, très vraisemblablement, à ce que, le sang artériel étant appauvri en oxygène, le besoin d'augmenter la provision d'oxygène de la masse sanguine se fait sentir facilement.

Il est possible qu'aux altitudes thérapeutiques, des phénomènes du même ordre (augmentation progressive de la ventilation au cours du séjour, polypnées passagères) se produisent chez des sujets profondément anémiés : le fait serait à vérifier.

B. AU COURS DU TRAVAIL MUSCULAIRE. — *L'excès de débit respiratoire nécessité par le travail est beaucoup plus considérable en haute montagne qu'en plaine.* Chez trois sujets, observés successivement à Chamonix et à l'Observatoire Vallot, nous avons vu, pour un même travail exigeant la même consommation d'oxygène à 1050 mètres et à 4050 mètres, le débit respiratoire apparent passer

		A Chamonix	A l'Obs. Vallot
pour le sujet I,	de	20 litres à	24 litres
— — VI	de	18,400 à	27,680
— — VII	de	24,500 à	30,150

Grâce à cette exagération du débit, plus grande aux altitudes plus élevées, la composition centésimale de l'air expiré, au cours d'un travail faible ou modéré, ne varie pas beaucoup, en haute montagne, par rapport à l'état de repos. Les variations du débit respiratoire compensent à peu près exactement, au point de vue des altérations de l'air expiré, l'augmentation des combustions due au travail.

La forte ventilation pulmonaire qui accompagne le travail musculaire résulte de la succession plus ou moins rapide de grandes inspirations qui produisent, à l'insu des sujets, une gymnastique respiratoire intense, utilisable dans un but thérapeutique. C'est par cette gymnastique respiratoire active, employée d'une manière rationnelle, qu'on obtient les meilleurs résultats, lorsqu'on veut lutter contre un mode respiratoire défectueux, et lorsqu'on veut rétablir la perméabilité des alvéoles pulmonaires dans un poumon ré-

tracté par une symphyse pleurale ou par une sclérose cica-
tricielle, atélectasié par le reliquat d'un processus inflam-
matoire ancien complètement éteint.

Les bons effets de la gymnastique respiratoire *active*, on
peut, sans aucun doute, les avoir en plaine, en soumettant
le sujet à un entraînement méthodique par la marche. Mais
on les obtient plus facilement encore en montagne, et c'est
là, vraisemblablement, une des indications les plus précises
des cures d'altitude bien dirigées.

En montagne, comme nous venons de le dire, pour un
même travail musculaire, l'augmentation de la ventilation
pulmonaire est plus accentuée qu'en plaine, et le besoin
de faire des inspirations profondes est aussi plus impérieux.

Le besoin des grandes inspirations qui dilatent toutes les
alvéoles pulmonaires, la soif d'air créée par le travail musculaire, atteignent une grande intensité dans les *marches
en montagne*; or, on sait avec quelle facilité des sujets,
même débiles, font en montagne de longues excursions,
stimulés par la beauté du paysage, par l'agrément de la marche dans un air pur, frais, tonique, et qui semble léger;
on connaît l'attirance des sommets et la sorte de griserie

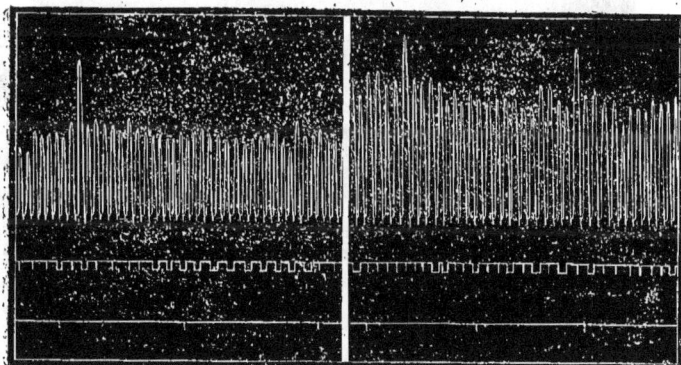

Fig. 5. — Tracés respiratoires du sujet VII. 1° le lendemain de
l'arrivée à Chamonix; 2° trois jours plus tard, après une grande course de montagnes à l'altitude de 3200 mètres, faite la
veille.

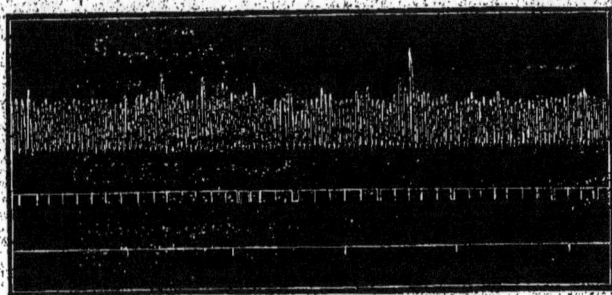

Fig. 6. — Tracé respiratoire du sujet VI, le lendemain de l'arrivée à Chamonix. Ce tracé représente exactement le type respiratoire habituel du sujet : petites respirations courtes et superficielles; l'augmentation marquée de la ventilation pulmonaire à l'arrivée à Chamonix n'a pas changé le type respiratoire.

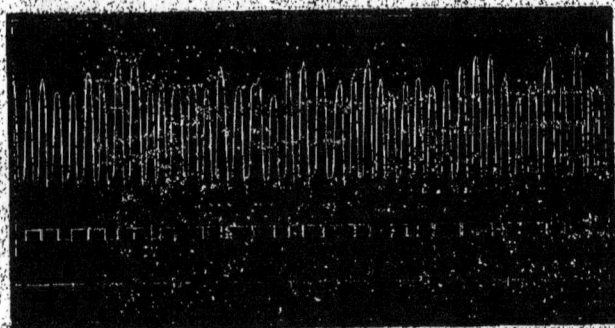

Fig. 7. — Tracé respiratoire du sujet VI quatre jours après l'arrivée à Chamonix, le lendemain d'une grande course de montagnes à l'altitude de 3200 mètres.

que provoque souvent la haute montagne; celle-ci réunit donc un ensemble de conditions particulièrement favorables à la mise en œuvre des cures d'entraînement; le sujet subit, malgré lui pour ainsi dire, l'influence du milieu; il mène une vie plus active qui stimule tout l'organisme et il prend plaisir à des efforts musculaires répétés, qu'on obtiendrait de lui plus difficilement en plaine. D'où il résulte que, dans les stations d'altitude, on observe assez souvent, chez des sujets auxquels on peut permettre sans danger de grandes excursions, des modifications très marquées du type respiratoire. Les tracés des figures 5, 6 et 7 montrent à quel point les mouvements respiratoires peuvent se transformer sous l'influence des premières grandes courses de montagne.

Les sujets VI et VII, qui ont fourni ces tracés, étaient deux adultes vigoureux et bien portants, qui venaient en montagne pour la première fois : l'ascension du glacier des Géants qu'ils ont faite à l'arrivée à Chamonix a nécessité de violents efforts respiratoires, dont l'influence sur la respiration au repos était très manifeste le lendemain et le surlendemain, sans que, d'ailleurs, les sujets en aient eu conscience.

Il est clair que la répétition d'effets semblables est capable d'exercer une action profonde et durable sur des habitudes respiratoires défectueuses; mais ces effets ne peuvent être recherchés que chez des sujets dont le poumon est indemne de toute lésion susceptible de réveil.

Au contraire, chez les tuberculeux dont le repos pulmonaire est une condition essentielle de guérison, chez les convalescents d'incidents thoraciques exposés aux rechutes, la marche en montagne doit être réglée avec une grande prudence; chez ces malades, l'influence nocive d'une activité respiratoire exagérée se produit, pour le même travail, plus facilement en montagne qu'en plaine. Il faut que, dans les stations d'altitude, la surveillance médicale des promenades permises aux tuberculeux s'exerce avec plus de rigueur encore qu'en plaine.

*
* *

VARIATIONS DE LA CAPACITÉ RESPIRATOIRE

Les médecins admettaient, autrefois, que « l'altitude produit une diminution de la charge sanguine des viscères au profit des organes périphériques, et que les poumons participent, comme les autres organes profonds, à cette *anémie*

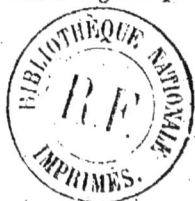

TABLEAU II. — *Variations de la capacité respiratoire à jeun à Chamonix et à l'Observatoire Vallot.*

Sujets d'expérience	Lieu d'expérience	Capacité respiratoire
		CM3
	Chamonix..........	3550
I (52 kg.)	Obs. Vallot.........	3340
	—	3170
	Chamonix	5300
	—	5600
	Obs. Vallot.........	5940
II (71 kg.)	—	5090
	—	5610
	—	5500
V (70 kg.)	Chamonix..........	4390
	Obs. Vallot........	4200
	Chamonix	3940
	—	3650
VI (61 kg.)	Obs. Vallot.......	2980
	—	3790
	—	3940
	Chamonix	5470
VII (69 kg.)	—	5115
	Obs. Vallot.......	5410
	Angicourt.........	4730
IX (65 kg.)	Chamonix..........	4770
	Obs. Vallot........	4540
XI (40 kg.)	Chamonix..	3300
	Obs. Vallot.......	3200
XII (60 kg.)	Chamonix.........	4940
	Obs. Vallot.........	4500

relative » (Jaccoud). D'où cette conclusion optimiste que « les climats de montagne, en plus de leur action générale reconstituante, ont une action locale, par laquelle ils accroissent au maximum l'activité de la fonction respiratoire, tout en maintenant les poumons à l'abri des stases et des fluxions. »

Mais de nombreuses observations en haute montagne ayant montré que la capacité respiratoire, loin d'augmenter en altitude, tend au contraire à diminuer, la théorie de « l'anémie du poumon » a fait place à une théorie exactement inverse de Kronecker, d'après laquelle la diminution de la pression barométrique déterminerait une *stase sanguine* dans les vaisseaux du poumon; cette stase hyperémique serait une des causes les plus importantes du mal des montagnes.

D'autres auteurs, entre autres N. Zuntz, admettent que la diminution de la capacité respiratoire en montagne est sous la dépendance d'une augmentation de volume des gaz intestinaux, due elle-même à une moindre solubilité de ces gaz dans le plasma sanguin en haute altitude.

Nous avons mesuré la capacité respiratoire, le matin, chez un certain nombre de nos sujets, bien reposés et laissés à jeun, en nous mettant à l'abri des causes d'erreur qui, sans aucun doute, ont vicié un grand nombre des chiffres publiés (sujets fatigués, appareils imparfaits, manière défectueuse dont les calculs ont été effectués).

Pour faire des comparaisons utiles entre les volumes gazeux qui indiquent les capacités respiratoires, il est nécessaire que ces volumes soient ramenés aux conditions dans lesquelles ils se trouvaient à l'intérieur des poumons (pression barométrique du moment, température constante de 37°5, état hygrométrique 100.). Les nombres qui indiquent les capacités respiratoires de nos sujets ont été calculés suivant ce principe, en appliquant la formule

$$\text{Capacité respiratoire} = V_0 \times 1{,}13 \times \frac{H - F}{H - 40}.$$

Les volumes gazeux ont été recueillis et mesurés dans le spiromètre de J. Tissot. Les résultats que nous avons obtenus sont résumés dans le tableau II. Comme l'indique ce tableau, les différences entre la capacité respiratoire

à Chamonix et la capacité respiratoire à l'observatoire
Vallot ont été, ou bien nulles, ou bien légères, ou bien inconstantes; il est exact que, assez souvent la capacité respiratoire est un peu plus faible en très haute altitude, ce qui
tient peut-être à la difficulté qu'on éprouve, dans l'air raréfié,
à retenir longtemps sa respiration; mais les variations de capacité respiratoire dues à l'altitude paraissent n'avoir qu'une
importance tout à fait secondaire; aux altitudes thérapeutiques elles ne méritent pas d'être prises en considération.

***

ACCÉLÉRATION DES BATTEMENTS DU COEUR DUE A L'ALTITUDE

L'accélération du pouls en montagne est connue depuis
longtemps; elle a été observée même à des altitudes très
faibles. Brehmer l'avait notée à Gœrbersdorf (600 mètres) et la croyait fort utile dans le traitement de la phtisie pulmonaire, sous prétexte que «cette augmentation
régulière des battements du cœur développe et fortifie le
myocarde». Mermod, dans une longue série d'observations
minutieuses, faites sur lui-même au cours de séjours prolongés à des niveaux de plus en plus élevés, a constaté
que le nombre de ses pulsations au repos, qui était en
moyenne de 65 à Strasbourg (142 mètres), montait à 69 à
Ste-Croix (1100 mètres).

Il y a d'ailleurs, à ce point de vue, d'assez grandes différences personnelles; les individus sains, et *a fortiori* les
malades, ne réagissent pas tous avec la même intensité.

Nous avons mesuré la rapidité du pouls chez plusieurs
de nos sujets: 1° le matin au lit avant le lever, dans le décubitus dorsal; 2° une demi-heure après le lever, le sujet
étant habillé et se tenant debout.

Le tableau III résume ces observations; et la figure 8
schématise l'état observé le plus habituellement (1).

_____

(1) En haute montagne, la température du corps (temp. rectale)
conserve sa valeur normale; nous avons noté plusieurs fois, à l'Obs.
Vallot, chez diverses personnes, un léger état subfébrile, qui ne
pouvait être attribué à l'action directe de la dépression barométrique

On voit que le pouls, influencé faiblement ou pas du tout à l'altitude de 1050 mètres, se montre presque constamment accélérée à 4350 mètres, dans les conditions du repos complet; chez les sujets qui ne souffrent pas du mal des montagnes, cette accélération est peu considérable, mais elle devient très marquée quand le mal des montagnes fait son apparition; souvent, alors, le sujet éprouve des palpitations pénibles.

Ces phénomènes, chez les sujets sains, ne deviennent accentués qu'à des altitudes très élevées; ils peuvent, au contraire, se manifester avec intensité à des altitudes beaucoup moindres chez des malades (cardiaques, anémiques, artério-scléreux, névropathes, tachycardiques). On admet généralement que les tuberculeux tachycardiques ne doivent pas être envoyés dans les stations d'altitude et que la haute montagne est contre-indiquée dans les cardiopathies valvulaires et artérielles.

TABLEAU III.— *Variations du nombre des pulsations en altitude.*

	SUJET I	SUJET II	SUJET VI		SUJET VII		SUJET VIII	SUJET IX
	Matin au lit	Matin au lit	Matin au lit	Après lever debout	Matin au lit	Après lever debout	Matin au lit	Matin au lit
Angicourt..	52 à 60	60	58 à 60	70 à 76	52 à 60	72 à 82		
Chamonix..	54 à 60	58	59 (1) 68 à 74 (2)	74 (1) 82 à 85 (2)			60 à 65	
Obs. Vallot { 1ᵉʳˢ jours.	74 à 78	60 à 62	64		68		98	67
Ultérieurement...	62 à 72		65 à 66	75	62 à 66	76	84 à 86	

(1) Le lendemain de l'arrivée, avant toute excursion.
(2) Pouls influencé par des courses de montagnes.

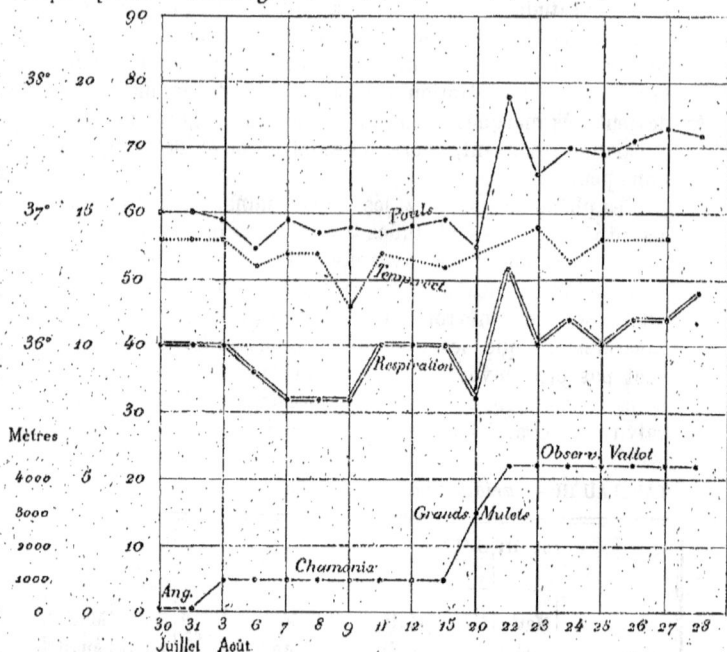

Fig. 8. — Variations du nombre des pulsations et des respirations en altitude chez le sujet G. K.

HYPERGLOBULIE D'ALTITUDE

Les partisans des cures d'altitude attribuent une importance exceptionnelle à la stimulation de la fonction hématopoiétique dans l'air raréfié ; ce serait là, d'après eux, une des causes principales des effets salutaires de la haute montagne.

Cette opinion, il y a peu de temps encore, était admise sans contestation ; mais depuis quelques années des recherches, faites d'une manière plus méthodique, ont montré combien il faut être réservé dans l'interprétation des polyglobulies d'altitude, la plupart d'entre elles n'étant que des polyglobulies relatives, par accumulation globulaire dans les réseaux sanguins périphériques sous des influences diverses; nous citerons en particulier le travail très intéressant de Armand Delille et Mayer, dont les animaux d'expérience n'ont pas présenté d'hyperglobulie réelle malgré un séjour prolongé à l'altitude de 2000 mètres.

D'ailleurs, on n'est pas en droit d'attribuer nécessairement à l'action de l'air raréfié les modifications favorables des états anémiques qui se produisent dans les cures d'altitude; il est clair que ces modifications peuvent être sous la dépendance de facteurs multiples exerçant leur action en plaine comme en montagne (existence plus active, stimulation de l'appétit, influence reconstituante de la vie en plein air et au soleil, action excitante de l'air pur ozoné de la campagne, suppression des causes d'étiolement, si nombreuses dans les grandes villes).

La stimulation de l'hématopoïèse du fait de la dépression barométrique est, en réalité, encore très malconnue et insuffisamment établie : les nombreux travaux publiés sont absolument contradictoires ; bien des recherches seront encore nécessaires pour élucider la question.

Dans notre expédition au Mont-Blanc nous avons emporté quatre cobayes adultes, pesant 600 à 800 grammes, auxquels nous avons pris du sang par la méthode, aujourd'hui classique, de la ponction du cœur ; les numérations ont été faites avec l'appareil de Hayem-Nachet, en collaboration avec M. le Dr Davesne, que nous remercions de son concours assidu ; les animaux étaient laissés à jeun trois à quatre heures avant la prise de sang.

Ces cobayes ont séjourné à Chamonix du 1er au 10 août, puis du 20 août au 4 septembre ; à l'Observatoire Vallot du 11 au 19 août. Ils ont été bien nourris de verdure, d'avoine et de pain, mais surtout de verdure (herbe, salade, feuilles de choux), et ils ont supporté sans maigrir le séjour en haute montagne.

Nos résultats sont réunis dans le tableau IV. On voit que, si l'on fait abstraction des numérations du 15 août, *il n'y a pas eu d'hyperglobulie à 4350 mètres*; les chiffres élevés

TABLEAU IV. — *Variations du nombre des globules rouges dans le sang du cœur chez quatre cobayes transportés au Mont-Blanc.*

Dates	Lieu d'expérience	Cobaye I (780 gr.)	Cobaye II (730 gr.)	Cobaye III (615 gr.)	Cobaye IV (615 gr.)
5 août		6.076.000	5.936.000		
7 —	Chamonix	5.740.000		5.432.000	5.880.000
8 —	(1050 m.)			5.740.000	
9 —			5.824.000	.	5.460.000
15 août(1)	5° j' à 4350 m.	6.440.000	6.216.000	6.804.000	7.084.000
16 —	6° jour	5.852.000	5.656.000	5.796.000	
17 —	7° jour				5.712.000
4 sept	Chamonix		6.468.000	6.188.000	
6 sept		6.020.000			6.244.000
14 —	Angicourt	5.460.000	6.244.000		
16 —		5.684.000		6.048.000	
25 — (2)		5.656.000	6.272.000	6.356.000	

(1) Le ravitaillement n'ayant pu avoir lieu, les cobayes ont été laissés du 13 au 15 août au régime sec (bouillie de pain, son, lait).
(2) Un régime semblable a été institué du 23 au 25 septembre.

que nous avons trouvés chez tous nos animaux le 15 août s'expliquent par la circonstance suivante : les porteurs qui devaient nous ravitailler à l'Observatoire Vallot ayant été retardés par une tempête, nous n'avons pas pu donner à nos animaux, du 13 au 15 août, leur nourriture habituelle, et nous avons dû les alimenter avec une bouillie de pain, de son, de lait, qu'ils mangeaient très parcimonieusement ; il est donc probable que leur sang a subi, sous l'influence de ce régime sec, une concentration assez marquée. Le 15 au soir, l'alimentation habituelle (salade, choux) a pu être reprise, et, dès le lendemain soir, l'hyperglobulie apparente avait disparu.

Après le retour en plaine, nous avons mis de nouveau les animaux (du 22 au 25 septembre) au régime qui avait déterminé, à l'Observatoire Vallot, de la concentration sanguine : mais, cette fois, l'influence sur le sang s'est montrée insignifiante ; la différence des résultats entre l'expérience à 4350 mètres et l'expérience en plaine s'explique, sans doute : 1° par l'élimination plus considérable de vapeur d'eau par les poumons en haute montagne ; 2° par le fait que les cobayes, à l'Observatoire Vallot, mangeaient très mal la pâtée de pain et de son.

Quoi qu'il en soit, les nombres de globules obtenus le 16 août, dans des conditions semblables à celles de la période du 5 au 9 août, sont tout à fait comparables à ceux qui ont été obtenus à Chamonix, et montrent qu'il n'y avait pas d'hyperglobulie après six et sept jours passés à 4350 mètres.

Nous devons noter, toutefois, que sur des préparations de sang faites le 16 et le 17 août, nous avons trouvé, d'une manière certaine, chez tous les cobayes, des *hématies nucléées* ayant un diamètre de 8μ $^1/_2$ à 10μ $^1/_2$.

Ces globules à noyaux étaient peu nombreux, cinq ou six au maximum dans une goutte de sang étalée sur lame. Très vraisemblablement leur présence est attribuable, non pas à une excitation de la moelle osseuse par l'anoxyhémie, mais à l'influence du froid (froid vif pendant l'ascension, température habituelle de 3 à 5° à l'Observatoire).

En tout cas, nous pouvons affirmer qu'il n'y a pas eu, chez nos cobayes, apparition de microcytes (1).

Au contraire, comme l'indique le tableau V, il y avait une proportion un peu plus forte de gros globules, et ceux-ci avaient un diamètre légèrement supérieur à celui des glo-

---

(1) On sait que Viault, auquel est due la découverte de l'hyperglobulie d'altitude, a trouvé, chez divers animaux transportés depuis quinze jours au Pic-du-Midi, à l'altitude de 2900 mètres, *un nombre considérable de petits globules en voie de formation.* De même, Mercier, à Arosa (1860 mètres), dit avoir constaté, chez des sujets arrivés depuis peu de temps de la plaine, une *grande quantité de microcytes* dans le sang périphérique, et il considère cette « explosion de microcytes » dans les dix premiers jours, comme la démonstration d'une poussée hématopoïétique constante, traduisant l'acclimatement à la haute montagne.

bules analogues d'un cobaye témoin du même poids laissé en plaine. Mais le diamètre moyen des hématies est resté, à l'Observatoire Vallot, dans les limites de la normale.

En somme, il ne semble pas que, après un séjour de vingt-quatre jours à Chamonix et de neuf jours à l'Observatoire Vallot, nos cobayes aient réagi à l'air raréfié par une néoformation globulaire de quelque importance.

TABLEAU V. — *Diamètre moyen des hématies des cobayes à l'Observatoire Vallot* (1).

Diamètre des hématies	Cobaye témoin de 740 gr.	Cobaye I (16 août.)	Cobaye II (16 août.)	Cobaye IV (17 août.)
En moyenne.....	7 µ 02	7 µ 36	7 µ 06	7 µ 44
Petits glob.en moy.	14 % de 6,00	7 de 6,04	18 de 6,03	7 de 6,00
Moyens..........	74 » de 7,18	74 de 7,21	65 de 7,00	66 de 7,14
Gros............	12 » de 8,14	19 de 8,45	17 de 8,43	27 de 8,47
Diam. minim.....	5,25	5,25	5,50	5,25
Diam. maxim....	8,75	9,25	9,50 et 10µ	10,25

EFFETS DES INHALATIONS D'OXYGÈNE EN MONTAGNE

Les expériences mémorables de Paul Bert ont élucidé la pathogénie des phénomènes produits dans l'organisme par la raréfaction de l'air ; aujourd'hui, comme il y a trente ans, les conclusions de Paul Bert apparaissent inattaquables ; la théorie mécanique du mal des montagnes, due à Kroneker, la théorie de l'acapnie, due à Mosso, n'ont eu qu'une vogue éphémère et sont restées à l'état d'hypothèses, dont la démonstration n'a pu être fournie. Comme l'a dit Paul Bert, « la diminution de la pression barométrique n'agit sur les êtres vivants qu'en diminuant la tension de l'oxygène dans l'air qu'ils respirent et dans le sang (anoxyhémie de M. Jourdanet); *la tension d'oxygène est tout, la pression baro-*

métrique, en elle-même, ne fait rien ou presque rien; les effets fâcheux de la diminution de pression peuvent être efficacement combattus par la respiration d'un air suffisamment riche en oxygène pour maintenir à la pression normale la tension de ce gaz». Grâce aux inhalations d'oxygène, Paul Bert a supporté sans accidents une décompression considérable, dans la chambre pneumatique de la Sorbonne, où une pompe à vapeur abaissait la pression barométrique jusqu'à 24 centimètres de mercure, correspondant à une altitude de 8800 mètres. Cet effet des inhalations d'oxygène est bien connu des aéronautes ; le comte H. de la Vaulx déclare que « l'oxygène est décidément un merveilleux talisman contre le mal d'altitude.»

Il était donc fort intéressant d'étudier, dans la haute montagne, les effets des inhalations d'oxygène, non seulement au point de vue de la thérapeutique du mal des montagnes, mais encore et surtout en tant que *méthode d'observation*; si, en haute altitude, on augmente brusquement, par des inhalations d'oxygène pur, la tension partielle de ce gaz dans les alvéoles pulmonaires, on doit pouvoir obtenir les mêmes effets que si on ramenait en quelques secondes le sujet au niveau de la plaine. *C'est une manière indirecte de mieux comprendre, de mieux apprécier, de mieux juger les effets de l'altitude.*

1° EFFETS SUR LES MOUVEMENTS RESPIRATOIRES. — A. EN PLAINE. — On admet qu'à la pression barométrique ordinaire les inhalations d'oxygène ne modifient pas les mouvements respiratoires : « chez l'homme, la profondeur et la rythmie de la respiration ne changent pas (donc le débit ne change pas) lorsqu'au lieu d'air on respire de l'oxygène pur » (Fredericq).

Le tracé respiratoire de la fig. 9, obtenu à Angicourt chez un sujet normal, montre, en effet, que la respiration conserve son type habituel pendant l'inhalation d'oxygène pur. Toutefois, l'examen attentif de ce tracé permet d'y découvrir (comme sur tous les tracés pris dans des conditions sembla-

---

(1) Les mensurations ont été faites par la méthode de Malassez, avec la règle globulimétrique de Malassez gravée par Dumaige.

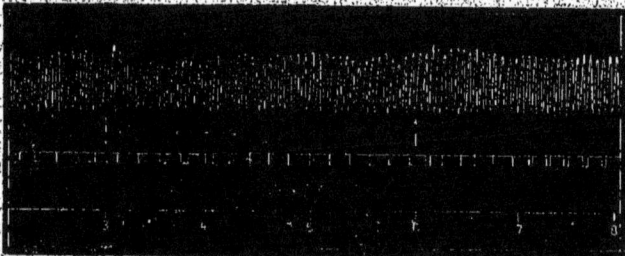

Fig. 9. — Inhalation d'oxygène pur chez le sujet III, à Angincourt. L'inhalation d'oxygène, commencée brusquement à la minute 3, a cessé à la minute 6.

TABLEAU VI. — *Influence des inhalations d'oxygène sur le débit respiratoire en plaine.*

Gaz inspiré		Débit respiratoire brut par minute			
		Sujet VIII	Sujet IX	Sujet X	Suj. III (2)
		LITRES	LITRES	LITRES	LITRES
Air ordinaire		5.000 à 5.550	6.250 à 6.650	5.300 à 5.760	5.100 à 5.250
Oxygène pur	1re minute (1)	4.800	5.410	4.700	4.750
	minutes suivantes	5.400	6.310 à 6.400	5.900 à 6.400	5.050 à 5.250
Air ordinaire	1re minute (1)	5.550	6.500	5.800	5.500
	minutes suivantes	5.750	7.050	5.750	6.000

(1) Il n'a pas été tenu compte de 30 secondes après le changement.

(2) Le tracé respiratoire de cette expérience est représenté figure 9.

bles, des modifications légères, insignifiantes en elles-mêmes, mais très intéressantes au point de vue théorique. Au moment où l'on remplace l'air ordinaire par de l'oxygène pur,

les mouvements respiratoires se ralentissent très légèrement
et diminuent un peu d'amplitude, de sorte que le débit respiratoire devient plus faible momentanément, pendant environ une minute. Puis la respiration reprend son type ordinaire. C'est exactement l'inverse qu'on observe, transitoire-
ment aussi, quand on substitue à l'oxygène pur de l'air
ordinaire. Cette action faible, mais réelle et constante, un peu
variable suivant les sujets, apparaît manifestement dans le
tableau VI.

B. — EN HAUTE ALTITUDE, les sujets sont beaucoup plus
sensibles qu'en plaine à l'action de l'oxygène. Cette sensibilité est variable d'un sujet à un autre ; l'action la plus manifeste, la plus intense, que nous ayons notée à l'Observatoire
Vallot, est représentée dans la figure 10, chez un sujet (une
jeune fille de quinze ans et demi) qui n'a eu à aucun moment le moindre symptôme subjectif de mal des montagnes,
et qui a conservé à l'Observatoire une santé parfaite. La
sensibilité à l'oxygène en altitude est donc indépendante des
phénomènes pathologiques du mal de montagnes.

Ce sujet a présenté, sous l'influence de l'oxygène, *une
tendance à l'apnée* : la respiration est devenue beaucoup
plus lente, passant de 28 par minute à 9-12 par minute, et il
y a eu des pauses respiratoires en expiration, durant jusqu'à
5 secondes.

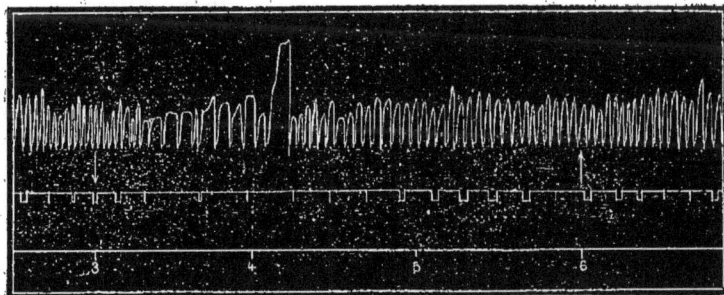

Fig. 10. — Inhalation d'oxygène pur chez le sujet VIII, à l'Observatoire
Vallot, pendant 3 minutes, de la minute 3 à la minute 6.

Il est manifeste qu'il s'agit là, non pas d'un réflexe parti de la muqueuse des voies aériennes, mais d'une influence exercée directement sur les centres bulbaires par le sang artériel enrichi subitement en oxygène ; la modification de la respiration n'est pas apparue immédiatement au moment de l'inhalation d'oxygène ; celui-ci n'a produit son effet que 16 secondes plus tard, temps qui lui a été nécessaire pour se fixer dans le sang des capillaires pulmonaires, et pour arriver au bulbe.

Chez les autres sujets, nous avons obtenu des effets analogues, moins intenses, résumés dans le tableau VII ; ces faits démontrent que les variations brusques d'oxygénation du sang artériel influencent le centre respiratoire, et que la suroxygénation du sang conduit momentanément à l'apnée, conformément à l'ancienne théorie classique de Rosenthal.

Ils démontrent, de plus, par comparaison avec les résultats observés en plaine, que le sang artériel des sujets, à l'altitude de 4350 mètres, était nettement appauvri en oxygène ; *nos sujets, tout en se portant très bien, étaient en état d'anoxyhémie.*

D'ailleurs, l'action des inhalations d'oxygène sur la respiration est fugace : on aurait pu penser, théoriquement, que pendant tout le temps des inhalations d'oxygène, le débit respiratoire serait très faible, que la respiration resterait

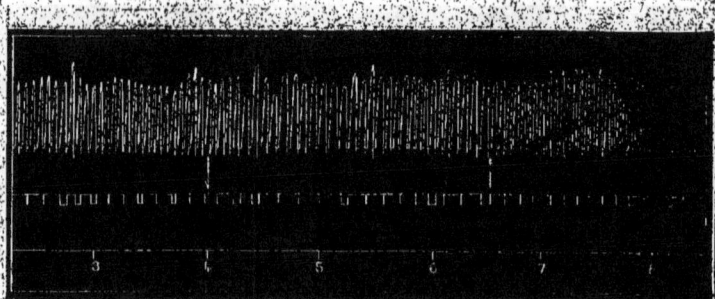

Fig. 11. — Tracé respiratoire du sujet IX à Chamonix. Inhalation d'oxygène pur pendant 2 minutes 1/2.

lente, avec des inspirations peu profondes; or, dès la deuxième minute, le débit respiratoire augmente progressivement;
l'examen des tracés recueillis chez nos différents sujets montre aussi que, pendant les inhalations d'oxygène, *l'amplitude
respiratoire reste la même que pendant l'inhalation d'air
raréfié.* Cette constatation confirme les conclusions aux-
quelles nous étions arrivés par l'étude directe de la respiration ; l'augmentation de la profondeur des respirations
en haute montagne n'a pas l'importance qu'on lui accorde
si souvent : elle représente un processus d'adaptation à
l'air raréfié, secondaire, inconstant, souvent insignifiant ou
nul en dehors du mal de montagnes; elle ne joue qu'un
rôle effacé aux altitudes thérapeutiques.

C. — A L'ALTITUDE DE CHAMONIX, les inhalations d'oxygène
modifient la respiration comme à l'Observatoire Vallot, mais

TABLEAU VII.— *Influence des inhalations d'oxygène sur le débit
respiratoire à 4350 mètres d'altitude.*

Gaz inspiré		Débit respiratoire brut par minute			
		S^{et} VIII (2)	Sujet IX	Sujet X	Sujet VI
		LITRES	LITRES	LITRES	LITRES
Air ordinaire........		6.125 à 7.000	8.250 à 9.250	6.500	9.000 à 10.250
Oxygène pur	1re minute..	3.300 (1)	6.100	6.230(1)	7.250
	2e minute...	4.450	5.900	7.000	5.750
	3e minute...	5.300	»	7.300	7.200
Air ordinaire	1re minute..	6.500	8.000	8.000	9.500
	minutes sui- vantes.....	7.500 à 6.400	9.500	5.800	9.650

(1) Il n'a pas été tenu compte d'une courte période de tran-
sition (de 14" à 35") consécutive au changement.

(2) Le tracé respiratoire de cette expérience est reproduit
figure 10.

d'une manière moins intensive, ainsi que l'indiquent la figure 11 et le tableau VIII. Ici encore, on constate que *l'amplitude des mouvements respiratoires n'est pas diminuée par l'inhalation d'oxygène pur*, et on trouve, dans la comparaison entre les effets notés à Angicourt et les effets notés à Chamonix, la preuve indirecte que le sang artériel des sujets IX et X était, à Chamonix, relativement pauvre en oxygène.

2° EFFETS SUR LA RAPIDITÉ DES BATTEMENTS DU CŒUR. — Les inhalations d'oxygène exercent une action remarquable sur la tachycardie d'altitude, action déjà signalée par Mosso ; à peine le sujet a-t-il commencé à respirer de l'oxygène, que le pouls devient momentanément filiforme, puis, diminue de fréquence dans une notable proportion, tout en reprenant son amplitude habituelle ; contrairement à ce qu'on observe pour la respiration, cette action sur les battements du cœur est *permanente et progressive,* le pouls se ralentit de plus en plus, et, une fois abaissé, il reste lent pendant toute la duré des inhalations. Après la cessation de l'apport d'oxygène pur, il reprend peu à peu son rythme primitif, ou bien il demeure, pendant quelque temps, moins rapide

TABLEAU VIII. — *Influence des inhalations d'oxygène sur le débit respiratoire à Chamonix.*

Gaz inhalé		Débit respiratoire brut par minute	
		Sujet IX	Sujet X
Air ordinaire..........		7 l.500 à 6 l. 900	5 l. 300 à 5 l. 600
Oxygène pur	1re minute...	5.700	4.250
	2e minute....	6.000	4.050
	3e minute....	6.000	4.950
Air ordinaire	1re minute...	8.250	5.500
	minutes suivantes.....	7.400 à 7.750	6.050 à 5.750

TABLEAU IX. — *Influence des inhalations d'oxygène sur la tachycardie d'altitude à 4350 mètres.*

Sujets d'expérience au repos	Nombre des battements du cœur pendant une minute		
	Avant l'inhalation	Pendant l'inhalation	Après l'inhalation
Sujet I (mal des montagnes)..	100	»	64
Sujet I (état normal).........	71, 72	55, 58, 54	62, 68
Sujet VI (mal des mont. ébauché)	74, 72, 70	54, 52, 53, 51	57, 58, 57
Sujet VIII (état normal)......	80, 80, 80	?, 73, 59	»
Sujet X (mal des mont. intense)	106, 103, 105	101,102,98,90,90,81	103, 105

qu'avant l'inhalation d'oxygène. Ces résultats sont indiqués par le tableau IX. Ils démontrent que l'augmentation du nombre des battements du cœur observée en altitude chez des sujets au repos complet, est *directement sous la dépendance de la diminution d'oxygène du sang artériel.* La tachycardie d'altitude n'est pas une conséquence de la fatigue ; elle constitue une réaction de défense de l'organisme contre l'anoxyhémie ; il est probable, bien que des mesures directes n'aient pas été faites, qu'elle détermine une certaine accélération du cours du sang ; en effet, M. Chauveau a montré depuis longtemps, par les tracés qu'il a pris au sommet du Mont-Blanc, que, chez des sujets n'ayant pas le mal des montagnes, la pulsation radiale présente, en haute altitude, ses caractères normaux, lorsqu'elle n'est pas influencée par la fatigue ou par d'autres causes purement accidentelles, et les expériences de P. Regnard ont établi que la raréfaction de l'air ne modifie pas la tension artérielle.

Mais il convient de rappeler que l'accélération des battements du cœur au repos n'est bien marquée, chez les sujets normaux, que dans les très hautes altitudes ; elle est insignifiante aux altitudes thérapeutiques.

3° EFFET SUR LE MAL DES MONTAGNES. — Lorsqu'on soumet aux inhalations d'oxygène des personnes qui arrivent au sommet du Mont-Blanc en proie à un mal de montagne accentué, on n'obtient que des effets minimes; à plusieurs reprises, nous avons cherché à soulager, par des inhalations d'oxygène, des alpinistes qui se trouvaient, au Refuge Vallot (annexé à l'observatoire), dans un état de prostration et de souffrance intenses; mais cette thérapeutique n'a donné aucun résultat appréciable, le malaise est resté considérable, le pouls n'a pas été influencé.

Ce fait est en contradiction avec les résultats observés par Paul Bert, par les aéronautes, et par nous-mêmes sur les sujets faisant partie de notre expédition. Mais la contradiction n'est qu'apparente. Lorsqu'un alpiniste, souffrant du mal des montagnes, continue son ascension dans ces conditions défectueuses, qu'il demande des efforts de plus en plus considérables et incessants à son système nerveux déprimé par l'anoxyhémie, à son cœur qui s'affole, à ses muscles respiratoires surmenés par l'essoufflement, que, de plus, il est épuisé par la fatigue et par la souffrance, par les nausées et par les vomissements, il ne tarde pas à présenter un état morbide complexe, où l'anoxyhémie ne joue qu'un rôle secondaire; le système nerveux est profondément troublé dans tout son fonctionnement, le poumon est congestionné, le cœur dilaté et forcé. On comprend que l'inhalation d'oxygène soit impuissante à supprimer tous ces désordres; elle ne peut apporter qu'un soulagement momentané et relatif, en fait insignifiant.

Les inhalations d'oxygène ont, au contraire, une merveilleuse efficacité chez les personnes qui, arrivées en haute montagne en bon état, sans fatigue, et restant au repos à l'abri du vent et du froid, présentent les symptômes du mal des montagnes : céphalée intense, prostration, malaise considérable, état nauséeux, vomissements, palpitations pénibles, parfois dyspnée. *L'oxygène fait instantanément disparaître tous ces troubles*; la céphalée se dissipe; il semble que chaque inspiration d'oxygène élargisse le cercle douloureux qui enserrait la tête comme dans un étau; le pouls se calme, le malaise disparaît, l'état d'anéantissement et de torpeur fait place à un besoin d'activité, et le sujet, qui était incommodé par des nausées, peut de nouveau s'alimenter avec plaisir.

Ce qui est remarquable et inattendu, c'est que l'effet bienfaisant de l'oxygène ne cesse pas quand on cesse les inhalations ; obtenu très rapidement, en quelques minutes, *il persiste assez longtemps quand on respire de nouveau l'air atmosphérique raréfié* ; nous avons observé sur nous-même cette action ; rendu inapte à tout effort, à tout mouvement par le mal de montagne, nous avons pu, en inhalant toutes les trois ou quatre heures trente litres d'oxygène, redevenir capable du travail physique et intellectuel nécessité par le montage laborieux de nos appareils.

Ainsi, non seulement l'inhalation d'oxygène supprime instantanément les troubles morbides causés par l'anoxyhémie, ce qui est dû à la disparition de l'anoxyhémie elle-même, mais elle permet à l'organisme de supporter ultérieurement l'anoxyhémie sans en souffrir.

Ce fait fournit l'explication de beaucoup de particularités notées par les observateurs en haute altitude et il permet de mieux comprendre la pathogénie du mal des montagnes.

On sait que « le mal des montagnes n'est pas un mal nécessaire, inévitable » (A. Chauveau) : bien des alpinistes ne l'ont jamais éprouvé ; cette immunité, toute relative du reste, est conditionnée en partie par le bon état et par le bon fonctionnement du cœur, des poumons, du système nerveux et du système sanguin, par la meilleure utilisation des poumons (1), *mais elle dépend aussi, pour une part importante, de la sensibilité du système nerveux à l'anoxyhémie, sensibilité qui diminue notablement par l'accoutumance.*

---

(1) Des inspirations profondes produisent une ventilation alvéolaire bien meilleure que des inspirations courtes et superficielles fournissant le même débit par minute ; aussi le type respiratoire a-t-il une influence très marquée sur l'apparition et sur la persistance du mal des montagnes ; généralement celui-ci augmente la nuit malgré le repos complet, parce que, dans le sommeil, la respiration devient moins profonde ; souvent aussi, fait paradoxal à première vue, et bien mis en lumière par Lœwy, un travail musculaire de faible intensité diminue les symptômes du mal des montagnes en améliorant les conditions de la ventilation pulmonaire.

Les sujets qui restent indemnes du mal des montagnes au sommet du Mont-Blanc sont anoxyhémiques comme ceux qui deviennent malades (un peu moins peut-être); mais leur système nerveux, plus résistant, ne souffre pas de l'anoxyhémie, dont on sait, d'ailleurs, qu'elle n'a aucune influence sur l'intensité des combustions intraorganiques, même quand elle devient considérable. Les belles expériences de J. Tissot, avec des mélanges d'air et d'azote, sont, à ce point de vue, tout à fait démonstratives.

Si le séjour en haute altitude est de très courte durée, le système nerveux résiste plus facilement que si le séjour se prolonge; on voit quelquefois des alpinistes n'éprouver aucun malaise en arrivant à l'Observatoire Vallot, et, quelques heures plus tard, présenter des symptômes de mal des montagnes, lorsque la souffrance sourde, minime, imperceptible du système nerveux s'est accumulée pendant un temps suffisant.

Toutes les causes qui dépriment le système nerveux favorisent, dans une large mesure, l'apparition du mal des montagnes; les personnes, qui, avant l'ascension, ont eu de la fatigue ou du surmenage nerveux, sont vouées presque fatalement au mal des montagnes que, dans d'autres conditions, elles auraient évité facilement.

La plupart des sujets bien portants ne tardent pas à s'habituer à l'air raréfié après une première période réactionnelle de souffrance plus ou moins marquée; au bout de un, deux, trois jours de malaise, ils se retrouvent dans leur état normal : *ils sont acclimatés* ; examinons de plus près le déterminisme de l'acclimatement à l'altitude.

* *

ACCLIMATEMENT A L'ALTITUDE

En haute altitude, comme nous venons de le dire, l'acclimatement se fait, en général, assez rapidement, sous la seule influence du séjour à cette altitude; l'acclimatement peut également être la conséquence du séjour dans des altitudes moins élevées ou d'une série préalable d'ascensions; cette observation a été faite par tous les alpinistes; souvent, une première ascension à 3000 mètres donne des troubles qui manquent aux ascensions ultérieures plus élevées : M. Vallot a constaté que si, dans la même saison, il monte plusieurs fois au Mont-Blanc, il n'est guère incommodé qu'à son premier séjour à l'Observatoire.

Aux altitudes thérapeutiques, les symptômes de la période d'acclimatement sont beaucoup moins marqués qu'à 4000 mètres ; souvent même ils sont nuls ; chez les sujets sensibles, ils se traduisent par des palpitations, de l'insomnie, des manifestations nerveuses diverses, puis, en une ou deux semaines, tous ces phénomènes disparaissent, et font place au bien-être que procure le séjour dans l'air frais, vif, excitant, tonique, de la montagne.

Pour expliquer la disparition des symptômes ou des troubles morbides provoqués par la raréfaction de l'air, on invoque généralement une *adaptation de l'organisme à l'altitude*. Cette adaptation aurait pour effet de contrebalancer les effets de la raréfaction de l'air, et de faire disparaître l'anoxyhémie (ventilation pulmonaire plus intense, mouvements respiratoires plus amples, circulation plus active, richesse plus grande du sang en globules rouges et en hémoglobine).

Or, nous avons vu : 1° que ces actions, ou bien font défaut, ou bien jouent un rôle insignifiant ; 2° que le sang reste anoxyhémique, même quand le sujet cesse de souffrir de la raréfaction de l'air. La conclusion qui s'impose, c'est que les *phénomènes d'acclimatement à l'altitude ne sont pas des phénomènes d'adaptation, mais purement et simplement des phénomènes d'accoutumance.* L'organisme conserve, en montagne, à peu près le même fonctionnement qu'en plaine : ses combustions respiratoires gardent leur valeur habituelle, la capacité respiratoire ne change pas, la ventilation pulmonaire au repos ne se modifie que d'une manière insignifiante, la circulation sanguine s'accélère légèrement, mais dans une faible proportion et seulement aux altitudes très élevées ; rien ne paraît changé en apparence, mais l'air des poumons est plus chargé de CO_2 et la tension de l'oxygène dans les alvéoles diminue notablement ; d'où résulte un certain degré d'anoxyhémie, et la nécessité pendant le travail musculaire d'une augmentation du débit respiratoire plus considérable qu'en plaine. Ces conditions spéciales, si l'altitude n'est pas trop élevée, ne gênent en rien l'existence et sont compatibles avec une grande activité.

Elles ne sont désavantageuses pour l'organisme que dans la courte période d'acclimatement, pendant laquelle le système nerveux central, non accoutumé à l'anoxyhémie, présente des réactions d'une intensité variable suivant les sujets ; l'accoutumance ne tarde pas à se faire, sans que des phénomènes spéciaux d'adaptation soient intervenus.

Il reste à savoir si, au cours d'un très long séjour en haute montagne, une adaptation réelle ne se produit pas, et si, en particulier, des modifications du sang ne parviennent pas à compenser les effets de la raréfaction de l'air, de manière à permettre au sang de se charger du même poids d'oxygène qu'en plaine. Cette question est encore mal connue ; l'observation des Européens transportés pendant des mois et des années dans des régions très élevées d'Asie ou d'Amérique nous apprend que les phénomènes d'adaptation ne se produisent qu'avec une extrême lenteur ; les membres de la mission Chervin, qui ont séjourné sept mois sur les Hauts-Plateaux boliviens, avaient, paraît-il, à la fin du séjour, la même tendance à l'essoufflement qu'à leur arrivée ; les Européens qui vivent dans ces régions ne peuvent se livrer à la course et au pas gymnastique qu'après une longue période de deux ou trois ans d'acclimatement.

Il est fort difficile de savoir, dès maintenant, si, et dans quelle mesure, les malades qu'on envoie passer quelques mois à des altitudes relativement faibles bénéficient vraiment d'une modification sanguine due à la raréfaction de l'air.

Cette question étant réservée, les effets favorables de la haute montagne paraissent dus : 1° aux avantages, d'ailleurs incontestables et évidents, du climat d'altitude considéré au point de vue météorologique, abstraction faite de la dépression barométrique ; 2° au changement d'existence, qui fait mener une vie active à des personnes habituellement sédentaires.

Nous n'avons pas à insister sur ces avantages connus de

tous, et nous terminerons cette étude par les conclusions partielles suivantes.

CONCLUSIONS

1° On ne peut accepter l'hypothèse d'une stimulation des combustions intra-organiques par le climat de haute montagne. Même à l'altitude considérable de 4350 mètres, les combustions respiratoires conservent, toutes choses égales, d'ailleurs, la valeur qu'elles ont en plaine.

2° L'augmentation de la ventilation pulmonaire au repos est presque constante en haute altitude, mais, dans la plupart des cas, elle n'est pas considérable; elle ne s'accompagne pas nécessairement d'une augmentation d'amplitude des inspirations, et bien souvent elle constitue, pour le sujet, une fatigue supplémentaire, sans avantage pour l'aération des régions « paresseuses » du poumon. D'ailleurs, on n'est pas en droit d'appliquer à des malades, en particulier à des tuberculeux dont la ventilation pulmonaire est habituellement exagérée, les résultats observés chez les sujets sains.

3° Le travail musculaire détermine, en altitude, un accroissement du débit respiratoire beaucoup plus marqué qu'en plaine. Les marches en montagne constituent la méthode de choix pour rendre perméable à l'air un poumon atélectasié ou bridé par des adhérences.

4° Chez quatre cobayes qui ont séjourné vingt-quatre jours à Chamonix et neuf jours à l'Observatoire Vallot, la méthode des prises de sang dans le cœur n'a pas permis à MM. Kuss et Davesne de déceler une néoformation globulaire de quelque importance.

5° Les inhalations d'oxygène en haute altitude constituent, comme Paul Bert l'avait indiqué, le traitement spécifique du mal des montagnes, dont elles font disparaître instantanément les atteintes légères; elles n'influencent que d'une manière transitoire les mouvements respiratoires, mais exercent une action très marquée sur la tachycardie due à l'altitude.

6° L'acclimatement à l'air raréfié des hautes altitudes est essentiellement un phénomène d'accoutumance des centres nerveux à l'anoxyhémie.

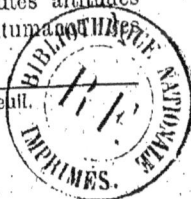

Paris. — Imp. R. Tancrède, 15, r. de Verneuil.

34

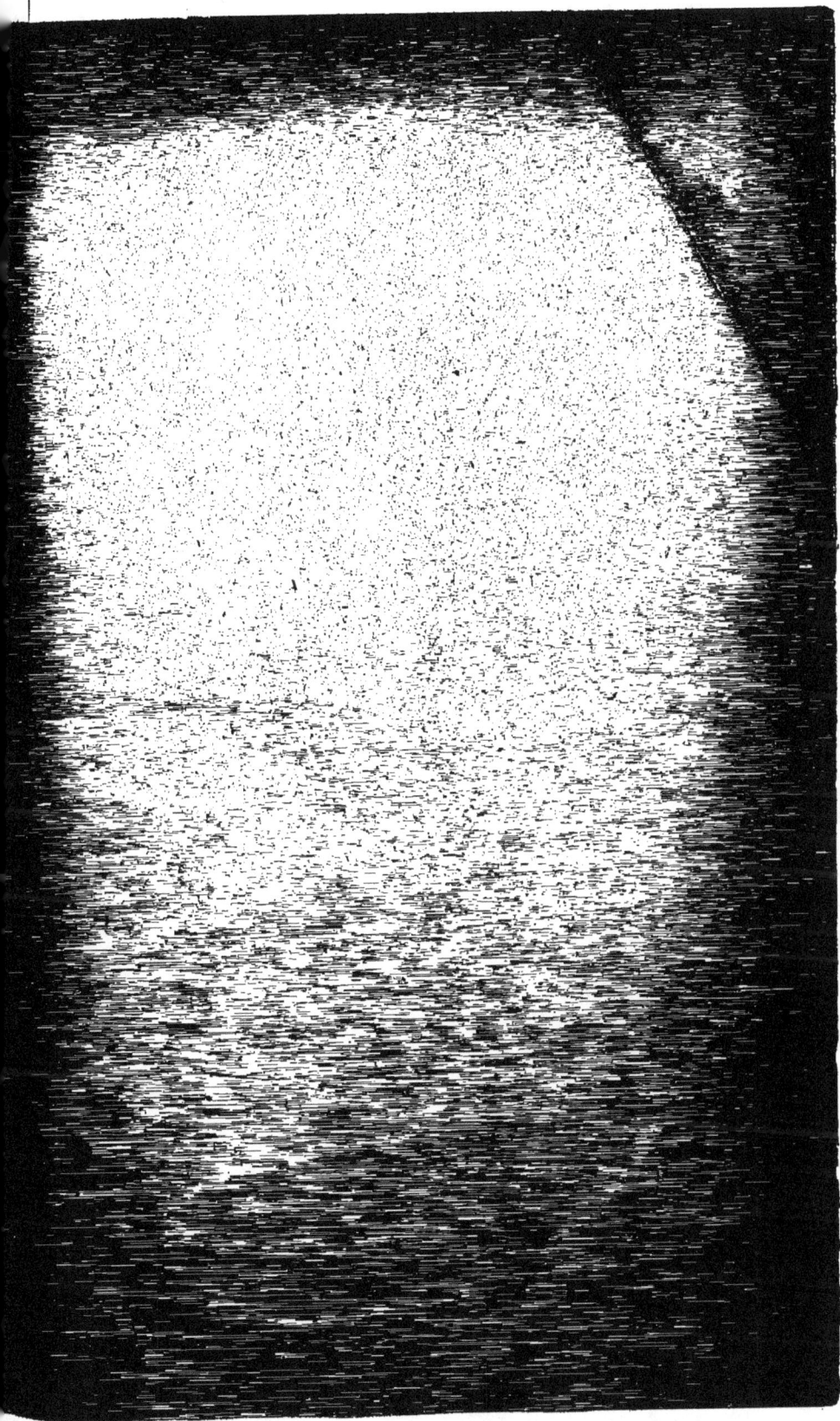